DU TRAITEMENT

DE

LA SCOLIOSE CHEZ LES ADULTES

PAR

Mlle Eugénie TARANIKOFF
Docteur en médecine de la Faculté de Paris

PARIS
G. STEINHEIL, ÉDITEUR
2, RUE CASIMIR-DELAVIGNE, 2

1901

DU TRAITEMENT

DE

LA SCOLIOSE CHEZ LES ADULTES

IMPRIMERIE A.-G. LEMALE, HAVRE

DU TRAITEMENT

DE

LA SCOLIOSE CHEZ LES ADULTES

PAR

Mlle Eugénie TARANIKOFF

Docteur en médecine de la Faculté de Paris

PARIS

G. STEINHEIL, ÉDITEUR

2, RUE CASIMIR-DELAVIGNE, 2

1901

Nous avons contracté, au cours de nos études, une dette de reconnaissance envers nos maîtres des hôpitaux et de la Faculté, tant pour l'enseignement qu'ils nous ont donné que pour la bienveillance dont ils ont toujours fait preuve à notre égard. Qu'il nous soit donc permis ici de rendre un hommage ému à la mémoire de M. le Dr Hanot, qui fut notre premier maître dans les études cliniques, et d'adresser à MM. Faisans, Fournier, Raymond, Chauffard et Pinard, la bien faible expression de nos sentiments de gratitude respectueuse.

Nous remercions très vivement Mme Nageotte-Wilbouchewitch pour tous les conseils qu'elle nous a donnés au cours de nos études, pour l'aide qu'elle nous a prêtée dans notre présent travail, en nous communiquant obligeamment ses observations et ses documents, et en nous faisant profiter de ses connaissances spéciales sur l'orthopédie.

Nous exprimons notre plus sincère reconnaissance à M. le professeur Terrier, pour l'honneur qu'il nous a fait en acceptant la présidence de notre thèse.

DU TRAITEMENT

DE

LA SCOLIOSE CHEZ LES ADULTES

INTRODUCTION

On ne s'occupe guère du traitement de la scoliose après l'âge de 18 ans, du moins aucun auteur n'en fait mention, sauf MM. les Drs Roth (1) et Barwell (2), de Londres. Les médecins partent probablement de cette idée qu'une fois le développement osseux complètement ou presque terminé, il n'y a plus d'amélioration possible de la difformité. Cependant cette conception théorique est démentie par les faits, et les quelques rares médecins qui se sont occupés du traitement de ces cas savent qu'un traitement énergique et bien conduit procure, dans les cas moyens, une amélioration notable de la difformité, que dans les cas graves il arrête les progrès de l'affection et que dans tous les cas il relève la santé générale, souvent précaire. Le nombre

(1) ROTH. *The treatment of lateral curvature of the spine.*
(2) BARWELL. *The causes and treatment of lateral curvature of the spine.*

des scoliotiques qui consultent le médecin, soit près du terme du développement du squelette, soit à l'âge adulte ou même dans la vieillesse, est assez grand et la question mérite d'attirer l'attention des praticiens.

C'est dans le but de démontrer que le traitement est très utile dans la scoliose des adultes que nous avons entrepris ce travail. A l'âge adulte, en effet, on peut parler de traitement utile toutes les fois qu'une amélioration de la déformation est obtenue, même lorsque l'évolution morbide est simplement enrayée et qu'on procure un bon état général au patient. Comme preuve à l'appui, nous apportons les dix observations inédites qui nous ont été obligeamment communiquées par Mme Nageotte-Wilbouchewitch et deux observations empruntées aux auteurs anglais. La treizième observation se rapporte à notre propre personne.

N'ayant en vue que le côté clinique de la question, nous ne parlerons ni de l'anatomie pathologique de la lésion, ni des différentes théories de la scoliose, et nous nous bornerons à rappeler que le développement du rachis n'atteint son complet développement qu'à l'âge de 22 à 25 ans. Théoriquement au moins, la colonne vertébrale doit conserver jusqu'à cette époque une certaine souplesse et malléabilité. Partant de ce fait, on ne doit pas désespérer de traiter la scoliose avec succès après l'âge de 16 à 18 ans et aussi à l'âge adulte. Malheureusement, la tentative n'en est presque jamais faite. L'étude des observations n^os^ I, II, III, IV, VI, VII, VIII, XII démontre avec netteté que ce raisonnement est vrai : dans presque tous les cas mentionnés, parmi lesquels il y en a qui concernent des individus de 18 à 23 ans, la colonne vertébrale est mobilisable avant tout traitement, ou bien elle le devient au bout de peu de temps. Dans les observations nos I, II, III, VI, VII, VIII, XII, la déformation est due à la lésion osseuse. Le no V est notre cas le plus grave, et malgré le jeune âge de la malade (16 ans), le résultat anatomique du traitement est faible. Dans l'observation VI et aussi l'observation IV, l'élément d'attitude prédomine, et le dos de la malade de Roth (obs. II) est tout à fait mobile, ce qu'on ne croirait pas à l'examen des photographies représentant l'attitude habituelle de la malade; cette observation est donc tout à fait comparable à celle d'une enfant ou d'une adolescente. En résumé, chez l'adulte comme chez l'enfant, la part de la difformité qui revient à l'attitude peut et doit toujours être vaincue; et cette part est très importante.

DIFFÉRENTS MODES DE TRAITEMENT DE LA SCOLIOSE

Dans la scoliose des enfants et des adolescents les auteurs préconisent comme traitement, en dehors du traitement de l'état général par les toniques et l'hydrothérapie, les moyens suivants : le port du corset, le repos dans le décubitus, le massage, l'électrisation, les exercices orthopédiques, en comprenant sous ce nom la gymnastique active ou sans appareils. Cette dernière méthode est considérée par la généralité des auteurs comme la principale, avec cette différence que l'un donne la préférence aux exercices spéciaux, l'autre aux exercices généraux, d'autres sont éclectiques. Le repos au lit, le corset, le massage, l'électricité sont prescrits à titre complémentaire ; les deux premiers moyens sont souvent indispensables. Si le traitement est conduit avec persévérance et énergie, on obtient toujours, même dans les cas très graves, de bons résultats. Mais ceci n'a trait qu'aux jeunes sujets. Quant aux adultes, s'ils s'adressent au médecin, celui-ci se borne généralement à ordonner un ou deux moyens adjuvants, en négligeant constamment la gymnastique. Et cependant la gymnastique l'emporte de beaucoup sur le massage et l'électricité par son action sur le système musculaire et l'état général. Le décubitus est utile à condition d'être court (un quart d'heure, vingt minutes de suite); à grandes doses, il affaiblit les patients, et cela est vrai des enfants et des grandes personnes (1). Le corset est un soutien indispensable, dès que la scoliose atteint le troisième degré.

Personnellement scoliotique depuis l'enfance (troisième degré) et la scoliose ayant repris l'offensive à 23 ans, j'ai essayé à cette époque tous les modes de traitement, excepté l'électricité. Le massage et le décubitus horizontal pendant quatorze heures par jour, associés à l'hydrothérapie et au port d'un corset à attelles métalliques ne m'ont procuré que peu de soulagement et je continuais à me fatiguer rapidement du dos, quoique les douleurs eussent disparu. En outre, le massage demandait l'intervention d'une autre personne, le décubitus prenait trop de temps, forçait à une quasi-inactivité et causait par cela même un état moral fort déprimé. Enfin, j'ai eu recours à la gymnastique et m'en suis trouvée si bien que je la continue à l'heure présente (depuis quatre ans et demi); pour les détails voir l'observation XIII.

Toutes nos observations démontrent que dans tous les cas la gymnastique donna de bons résultats et que ces résultats ont souvent dépassé l'attente du médecin (obs. n^os^ I, IV, VIII).

Chez les malades des observations I, III, IV, V, VI, VIII, XI, XII, une amélioration plus ou moins considérable de la difformité a été obtenue ; chez les malades des obs. VII, X, XIII nous trouvons l'arrêt des poussées aiguës et chez tous un relèvement de l'état général.

(1) Opinion de Mme Nageotte-Wilbouchewitch.

Voici l'opinion de Roth sur la gymnastique : « Dans mon traitement (exercices dans le décubitus) l'âge du malade n'a rien à faire ; tout ce qui est nécessaire, c'est la bonne volonté et la coopération persévérante du patient. A ce moment (janvier 1889), ma plus jeune malade est une petite fille de 3 ans et demi qui m'a été envoyée par un praticien de Bryghton, et dont l'état s'est beaucoup amélioré au cours du traitement. Dernièrement j'ai pris congé d'une dame de 57 ans, qui avait porté un appareil en acier pendant quarante ans, les vingt dernières années sous la surveillance d'un médecin orthopédiste de Londres, et dont les souffrances et les supplices ont été qualifiés par son fils « d'incroyables ». J'ai fait rejeter complètement l'appareil, et, au bout de trois mois de traitement, elle pouvait entreprendre sans peine les exercices les plus difficiles ; à l'heure actuelle, elle est partie avec l'épine dorsale forte et moins incurvée. »

Dans son article sur « la gymnastique dans le traitement de la scoliose », dans la *Presse médicale*, octobre 1896, Mme Nageotte-Wilbouchewitch s'exprime ainsi : « Dans les déformations irréparables, le seul moyen de conserver la santé aux bossus est l'exercice méthodique devenu une habitude quotidienne, tendant à développer le poumon comprimé et à éloigner la tuberculisation si menaçante. »

Nous pensons, avec la majorité des auteurs, que les exercices à recommander doivent être généraux et spéciaux, ces derniers différant suivant les cas. Des exercices correspondant à la presque totalité des cas cliniques ont été heureusement combinés et décrits dans l'article de Mme Nageotte, dont nous avons déjà parlé.

C'est pour les cas où le praticien n'aurait pas sous la main les ouvrages nécessaires que nous prenons la liberté de les copier, ainsi que les lignes suivantes :

« Quelle que soit la forme de la scoliose, les exercices ne sont pas tous dirigés directement contre l'incurvation du rachis dans tel ou tel sens ; il y aura toujours une très large part à faire aux exercices généraux, symétriques, à l'extension, aux mouvements destinés à assouplir les articulations, à augmenter la force musculaire en général, celle des muscles du tronc, du dos en particulier ; chaque forme de déviation exigera de plus des exercices passifs et actifs symétriques, des mouvements de latéralité.

« La première chose à enseigner aux enfants est la respiration normale, ample, aussi bien costale que diaphragmatique, car les scoliotiques, comme tant d'autres enfants, respirent fort mal ; les épaules ramenées en avant, le ventre proéminent, la poitrine plate, ils paraissent presque immobiles.

« Tous les exercices seront entrecoupés de mouvements respiratoires réguliers ; l'inspiration ample, aussi profonde que possible, sans exagération, est faite par le nez ; l'expiration sans effort par la bouche entr'ouverte ; chaque temps de repos séparant les mouvements est occupé par une ou plusieurs inspirations.

« Il faut apprendre les mouvements aux enfants graduellement (deux ou trois nouveaux à chaque fois, à mesure que les premiers sont appris et bien exécutés), en commençant par les simples, destinés surtout à rééduquer le sens musculaire, à rendre la notion de la position symétrique du corps et des membres, perdue chez les scoliotiques. »

Exercices sans appareils.

Les uns sont faits dans le décubitus dorsal ou ventral, les autres debout, adossé au mur ou à un poteau ; on passe enfin aux mouvements sans appui. C'est dans cet ordre qu'il faut apprendre les exercices aux enfants (1), car ils sont au début trop faibles pour garder une bonne attitude debout ; le décubitus est d'ailleurs par lui-même des plus favorables au redressement des courbures. Il est très utile de se servir au début d'un tapis à raies pour les exercices faits dans le décubitus, ou de se guider sur les lignes du plancher afin de trouver une attitude bien symétrique. Pour les exercices debout, on fait travailler les enfants devant une glace sur laquelle on peut tendre des fils noirs qui servent de repère, à l'exemple de Dollinger (de Buda-Pesth).

Décubitus dorsal. — L'enfant est couché par terre, talons joints, épaules au même niveau, tête droite, bras étendus le long du corps en supination complète, afin de ramener les omoplates en arrière, en développant la poitrine ; en même temps, l'enfant doit s'appliquer au plancher de toute la surface postérieure du corps, en effaçant le plus possible l'ensellure lombaire. En partant de cette position, on fait exécuter des séries de mouvements, en alternant

(1) En transcrivant l'article de Mme Nagcotte au sujet de la gymnastique, il est bien entendu que tout ce qui se rapporte aux « enfants » doit être compris comme pouvant être appliqué aux scoliotiques adultes.

les différentes parties du corps ; chaque mouvement est répété de cinq à dix fois en comptant en cadence.

Série A. — 1° Bras dans trois positions :

a) Le long du corps, en supination ; *b)* en croix ; *c)* sur les côtés de la tête, touchant les oreilles, aussi tendus que possible.

Respirer dans chaque attitude en montant, revenir de même à la position de repos.

2° Lever chaque jambe jusqu'à la verticale, genou tendu, l'autre membre immobile.

3° Tourner la tête de chaque côté jusqu'à coucher la joue par terre, sans entraîner les épaules, les bras toujours immobiles, en supination.

Série B. — 1° Bras allongés dans quatre directions, en partant chaque fois de la position. Poings fermés, avant-bras fléchis sur les bras, coudes touchant le corps :

a) Le long ; *b)* en croix ; *c)* verticalement ; *d)* sur les côtés de la tête.

2° Écarter chaque jambe transversalement, genou tendu (abduction), ramener à la position de repos.

2° Fléchir la tête jusqu'au contact du menton et du sternum ; revenir lentement à la position de repos.

Série C. — 1° Tour de bras. Mouvement circulaire, les bras en supination, décrivant un demi-cercle par terre pour se rejoindre au-dessus de la tête ; là, les doigts s'entrecroisent, l'enfant s'étire le plus possible et ramène les bras parallèlement, en décrivant un demi-cercle dans un plan vertical.

2° Tour de jambe. La jambe tendue est tenue verticalement, portée en dehors, à terre et ramenée à sa place, tout le reste du corps immobile.

3° Tour de tête. La tête est d'abord fléchie ; le menton arrivé sur le sternum, la tête s'incline de manière à amener l'oreille au contact de l'épaule et revient à sa position de repos par le même trajet.

Série D. — 1° S'asseoir sans s'aider des bras, le dos droit, la tête étendue ; se recoucher très lentement sans arrondir le dos.

2° Lever les deux jambes tendues jusqu'à la verticale, abaisser lentement.

3° Fléchir le tronc latéralement ; en supposant une scoliose droite, la paume droite presse aussi haut que possible sur les côtes du même côté, le bras gauche embrasse la tête, le tronc se penche latéralement à droite, le côté incurvé répondant à la convexité dorsale ; la position les bras en croix, la tête droite, le corps se penche à gauche en relevant la jambe droite jusqu'à ce que la main gauche touche le sol, le corps penche sur le côté de la convexité lombaire, de manière à produire des courbures en sens inverse. Rester dans cette position le temps de faire plusieurs inspirations, revenir à la position symétrique ; les enfants la retrouvent difficilement dans ces conditions et il faut y veiller.

Décubitus ventral. — 1° Les bras fortement tendus, se soulever, respirer.

2° Lever chaque jambe tendue (hyperextension). Tour de jambe. La tête repose sur la joue, du côté de la jambe levée.

3° Natation. Les bras et les mains restent en pronation, les paumes regardent le sol durant tout le mouvement circulaire, contrairement à l'attitude de la natation réelle, afin de ne pas détacher les omoplates du thorax. Les coudes ne s'appuient jamais par terre, afin d'éviter l'ensellure passive. Pour se reposer, l'enfant se couche complètement.

Exercices faits debout avec appui. — L'enfant est, soit simplement adossé au mur, soit, au début, attaché au mur ou à un poteau à l'aide d'une ceinture, lorsqu'il ne sait pas encore se tenir sans ensellure notable. Il s'applique contre le mur de toute la surface postérieure du corps, les bras en supination. Les trois premières séries de mouvements décrits précédemment sont répétées dans cette position. Les mouvements des jambes sont faits des deux côtés, mais plus souvent en levant le membre du côté de la convexité dorsale ; le tronc, dans ces cas, se porte du côté opposé en redressant la courbure lombaire.

Les mouvements asymétriques du tronc sont fort importants ; suivant la manière dont est faite la flexion latérale du tronc, elle tend à infléchir soit la colonne dorsale, soit la colonne lombaire dans l'un ou l'autre sens. Supposons une scoliose à convexité dorsale droite et à convexité lombaire gauche ; les mouvements doivent tendre à produire une concavité dorsale droite et une concavité lombaire gauche, ce que l'on obtiendra par les positions suivantes :

Jambes droites, tendues, main droite appuyée sur le thorax aussi loin en arrière et aussi haut que possible, bras gauche sur la tête, qui est ainsi penchée à gauche légèrement; toutes les courbures tendent ainsi à se renverser. Respirer dans cette position.

Jambes droites, région lombaire droite, bras en croix, fléchir la partie supérieure du tronc en abaissant l'épaule droite; le résultat atteint est celui du premier mouvement.

Jambe droite étendue, jambe gauche fléchie sur la cuisse, de manière à permettre aux bras tendus de toucher terre; les bras sont en croix, le thorax bien tendu, raidi, glissant le long du mur, de façon à ce que la flexion ne se produise que dans la région lombaire.

Jambe gauche tendue, tout le corps droit et raide, les bras en croix, bascule autour de l'articulation coxo-fémorale gauche; la jambe droite pendante contribue par son poids à redresser la concavité lombaire droite; dans un deuxième temps, la flexion latérale atteint le maximum, la jambe droite est levée pour permettre a la main gauche d'arriver à terre.

Ces mouvements ne sont utiles que s'ils sont bien compris par l'enfant et exécutés d'une manière précise; aussi faut-il y renoncer chez les enfants trop jeunes. Il en est de même des attitudes correctives de la gymnastique suédoise (Lagrange, figures 34, 35, 36); les enfants ne les comprennent pas, et il est curieux de constater sur les enfants nus combien les résultats obtenus par ces attitudes, pourtant si logiquement conçues, sont éloignés des vues théoriques sur les changements qui devraient se produire; les mouvements que nous venons de décrire, moins faciles à estropier et demandant un peu d'adresse, sont beaucoup mieux exécutés, peut-être parce qu'ils ennuient moins. Nous avons supposé une scoliose droite; il est évident qu'en cas de scoliose gauche, les deux premiers mouvements se feraient à gauche, les deux derniers à droite.

Mouvements exécutés sans appui. — Tous les mouvements que nous venons de décrire, appris au mur, seront plus tard faits librement, sans appui aucun, quand l'enfant sera capable de se tenir sans ensellure notable et d'exécuter les mouvements de latéralité en restant dans un même plan. On fera exécuter d'autres exercices dans cette position.

1° Mains croisées derrière la ceinture, inspiration ; bras fortement tendus, expiration.

2° Flexion du tronc : les bras tendus appliqués sur les côtés de la tête tenue bien droite, le tronc exécute un mouvement de flexion qui amène les doigts réunis par leur face palmaire au contact du sol ; redressement avec la même attitude des bras ; les membres inférieurs restent bien étendus, les pieds un peu écartés ; les mouvements de flexion sont séparés par des mouvements circulaires des bras.

3° S'accroupir, les bras tendus horizontalement en avant, et se relever en laissant tomber les bras.

4° Flexion du tronc en avant, en arrière et latéralement, les mains posées sur les hanches.

5° Abduction des bras avec inspiration, adduction avec expiration.

Tous ces exercices sans appareils sont d'abords faits par l'enfant seul ; en opposant une résistance à l'effort musculaire, on peut augmenter à volonté l'efficacité des divers mouvements à mesure que les forces de l'enfant augmentent.

Exercices faits à l'aide des appareils.

1° **Suspension verticale.** — Elle se fait de manières très diverses, le plus efficacement à l'aide de l'appareil classique de Sayre, car le mouvement est complètement passif, tout le poids du corps tendant à allonger la colonne vertébrale et à redresser ses courbures; les bras sont allongés derrière le corps, les doigts croisés; il faut se garder de trop lever les épaules. M. Kirmisson a ajouté à l'extension le redressement des courbures au moyen de plusieurs cuillères placées au sommet des différentes courbures. L'appareil de Schmitt, au moyen duquel l'enfant, suspendu par la tête, monte et descend en tirant lui-même sur des cordes passées sur des poulies de renvoi, produit également l'extension sous une forme plus agréable pour l'enfant.

Mais ces deux appareils ne peuvent être confiés aux familles, l'enfant ainsi suspendu par la tête demandant à être surveillé par un médecin. La suspension à l'échelle orthopédique, à un trapèze, aux anneaux tiendra lieu de la suspension de Sayre.

2° **Suspension latérale sur l'appareil de Lorenz.** — C'est l'exercice passif le plus efficace pour corriger la déviation latérale et le seul qui agisse sur la déformation costale. Lorenz va trop loin en le considérant comme le seul exercice utile à un scoliotique et il l'applique avec une violence qui transforme la barre transversale en instrument de supplice; en allant doucement, on y habitue les enfants sans les faire souffrir et on obtient d'excellents résultats au point de vue du redressement; mais c'est un redressement passif, qui n'augmente en rien la force musculaire et qui doit être absolument accompagné de la gymnastique générale et active.

En supposant une scoliose droite, l'enfant se place sur le seuil de l'appareil, saisit la poignée de la main gauche par-dessus la barre transversale, passe la tête et le bras droit sous l'anse formée par le bras gauche et se trouve ainsi retourné, le côté droit du dos contre la barre autour de laquelle le bras droit s'enroule; les pieds quittent alors le seuil et l'enfant se trouve suspendu; mais rien ne lui est plus facile que de remettre les pieds sur le seuil et de quitter la barre. Au début, il prend simplement cette attitude et s'exerce à respirer ainsi, puis en raccourcissant la courroie, on l'habitue à une compression plus forte du côté, on le soutient quand les pieds quittent le sol; finalement l'enfant se suspend complètement, arrive à respirer largement dans cette position 5, 6 fois, descend un instant et recommence ainsi pendant dix minutes. La barre, que l'on peut facilement placer à la hauteur voulue, répond à la région axillaire, la poignée arrive un peu au-dessous du niveau inférieur de la barre; suspendu, l'enfant s'appuie alors sur sa gibbosité dorsale; il faut veiller à ce que l'enfant soit couché sur le sommet de sa voussure costale et ne se retourne ni sur le côté ni sur le dos.

L'appareil, très facile à faire, s'installe commodément dans l'encadrement d'une porte étroite; un coussin dur remplace le seuil; un anneau amovible, fixé au plancher, supporte la courroie à poignée ; une personne assise sur chaise basse et tenant l'enfant par la main, peut remplacer la courroie; c'est ce qu'il faut faire, d'ailleurs, quand il s'agit d'habituer à la suspension un enfant jeune, qui lâche la poignée à chaque instant et pourrait se faire du mal.

3° **Extension active.** — La ceinture norvégienne de Tydmann répond à cette indication; la ceinture fixée autour du bassin, les petites courroies passant par-dessus les crêtes iliaques, l'enfant tire fortement sur les pendeloques pour étendre les bras et allonge ainsi sa colonne vertébrale. Il est bon de faire marcher l'enfant durant cet exercice.

4° **Extension au poteau.** — En partant de la position de repos, l'enfant lève les bras tendus, en décrivant une demi-circonférence, accroche les mains dans les rainures que présentent la face interne des deux montants et s'allonge le plus possible, en essayant de remonter les doigts; après une inspiration dans cette attitude, les bras reviennent à la première position ; la ceinture empêche l'enfant de se cambrer et la cyphose subit un redressement puissant dans cet exercice. Un poteau quelconque, le montant d'une porte, remplace très suffisamment l'appareil figuré qui a l'avantage de permettre à l'occiput de se placer dans l'intervalle des montants.

Cette extension active au poteau alterne avec des mouvements respiratoires décrits plus haut.

5° **L'exercice d'extension, de grandissement fait à l'aide de la « toise orthopédique »**, est certainement un des meilleurs exercices d'extension active. Le sujet se place dans l'attitude du conscrit dont on veut mesurer la taille, et s'efforce de se grandir sans que les talons quittent la terre. Son effort se traduit par l'extension forcée de la colonne vertébrale, et on en constate le résultat grâce au mouvement ascensionnel d'un curseur qui glisse à frottement le long d'une échelle graduée par la poussée du sommet de la tête... le curseur s'élève parfois de plusieurs centimètres... On peut rendre cet effort d'extension vertébrale plus énergique, en surchargeant le curseur d'un poids adapté à la force du sujet.

6° **Exercice dans la station assise.** — L'enfant est assis sur une chaise à dos droit, remontant jusqu'aux épaules, une ceinture fixant le tronc au dossier. L'exercice du bâton fait dans cette position, applique fortement le dos de l'enfant contre le dossier de la chaise, reporte les épaules en arrière et redresse la cyphose; l'enfant doit arriver finalement à faire le mouvement sans être maintenu par la ceinture et sans pourtant s'enseller. Un autre exercice dans la station assise consiste à faire fléchir le tronc sur les cuisses et à opposer une résistance croissante au redressement.

7° **Extension et flexion du tronc.** — *a*) Se coucher à plat ventre sur la table, les jambes fixées à l'aide d'une sangle au-dessus du cou-de-pied, le tronc dépassant la table à partir des épines iliaques ; les bras tendus derrière le dos ; fléchir le tronc jusqu'à la verticale, relever la tête d'abord, se redresser ensuite lentement, en allongeant fortement les bras, respirer largement au maximum du redressement ; recommencer trois fois de suite, six fois plus tard ; pour se reposer, se mettre à genoux sur la table. Quand il existe une ensellure notable, il faut limiter l'extension à la ligne d'horizon, et ne pas permettre d'hyperextension.

b) S'asseoir sur la table, les jambes tendues, les bras allongés derrière le dos, le dos tendu, la tête droite ; se coucher ainsi, respirer, revenir à la première position ; l'enfant a toujours tendance à faire le dos rond dans cet exercice, ce qui est tout à fait nuisible, aussi faut-il le surveiller, le soutenir au début, n'arriver à l'extension complète que très lentement.

c) Se coucher sur le côté, répondant à la concavité principale ; l'effet du mouvement s'explique de lui-même : c'est une attitude de surcorrection de la courbure le plus difficile à faire, cet exercice demande à être surveillé constamment et appris graduellement.

8° L'enfant saisit les perches et se porte en avant, autant que le permet la ceinture dont on allonge à volonté les boucles latérales ; il revient tout d'une pièce, sans rejeter le bassin en arrière, pendant qu'on appuie tantôt sur le dos, tantôt sur l'occiput en augmentant graduellement la résistance.

Un encadrement de porte peut remplacer les perches ; on peut aussi simplement placer l'enfant devant un mur, faire appuyer les mains à plat plus ou moins haut, les pieds éloignés du mur, en fléchissant les bras sur les avant-bras, sans changer les pieds de place, et se redresser pendant qu'on appuie sur le dos ou l'occiput.

OBSERVATIONS

Obs. I (inédite). — *Scoliose droite au deuxième degré. Cyphose légère (19 ans). Gymnastique. Trois mois après, grande amélioration de la scoliose, disparition de la cyphose, parfait état général.*

R..., 19 ans. Diagnostic : scoliose droite au deuxième degré. Cyphose légère.

Antécédents personnels. — A été longtemps très faible ; estomac dilaté et capricieux ; R... se remonte un peu depuis un an.

Octobre 1896. Le teint est couperosé, la voix tout à fait enfantine, excessivement faible.

Poitrine plate, épaules rétrécies. On ne la voit absolument pas respirer ; ampliation habituelle, 1/4 de centimètre ; maximum axillaire, 70-75 ; xiphoïde, 60 — 65 1/2.

Déviation dorsale moyenne, maximum à la septième dorsale ; courbure de compensation lombaire faible.

Épines iliaques à la même hauteur.

Traitement. — Gymnastique sans barre.

Le 20 janvier 1897. Changement complet : la déviation est imperceptible ; quand la jeune fille se fatigue un peu, à peine l'épaule droite remonte ; axillaire, 70-75 ; fix. 71 ; augmentation de thorax xiphoïde, 63-68.

Pas de cyphose ; mine changée ; digestions meilleures ; état général très amélioré.

Passe le printemps et l'été en Allemagne, continue les exercices tout le temps. Revient en parfait état.

Juin 1898. Toujours superbe ; on ne croirait pas la jeune fille de 1896.

Obs. II (inédite). — *Scoliose presque au troisième degré, cervico-dorsale droite, dorso-lombaire gauche (18 ans). Toutes courbures mobiles.*

A..., 18 ans. Diagnostic : scoliose au deuxième, presque au troisième degré, cervico-dorsale droite, dorso-lombaire gauche.

Antécédents personnels. — On s'est aperçu de la mauvaise attitude vers l'âge de 9 ans, mais de 9 à 16, le médecin disait toujours : « ce n'est rien, cela s'en ira avec l'âge, la formation, etc. ».

A 16 ans, gymnastique assez anodine ; pas de barre ni de corset de quelque efficacité.

État actuel (28 mars 1899). — Jeune fille énorme, de bonne attitude habillée, sans cyphose ; on voit tout de suite que la tête penche légèrement à gauche. Une déviation droite occupe l'épine cervico-dorsale, la nuque déprimée, l'épaule droite plus élevée ; plus bas, gibbosité costale droite jusque vers la neuvième dorsale ; ensuite, gibbosité dorso lombaire gauche moins accentuée.

Membres inférieurs égaux, mais la jambe gauche est variqueuse, souvent faible et enflée, si bien que la jeune fille se porte toujours sur la seule droite, la gauche pendante, dans son attitude scoliotique exagérée. Taille : 1m,80.

La suspension montre que toutes les courbures sont encore mobiles ; celle du cou se corrige assez bien par la flexion latérale.

Traitement. — Suspension latérale de Lorenz, gymnastique.

Perdue de vue.

Obs. III (inédite). — *Scoliose au troisième degré (19 ans). Triple courbure. Gymnastique. Amélioration notable après quelques mois.*

F..., 19 ans (fig. 1 et 2). Diagnostic : scoliose au troisième degré. Triple courbure : dorsale droite, cervicale et lombaire gauches.

Antécédents héréditaires. — La grand'mère maternelle a une épaule forte.

Antécédents personnels. — A l'âge de 3 ans, parésie du pied ; varus flasque, soigné pendant des années, guéri complètement. Vers l'âge de 11 ans, le médecin trouve par hasard (à l'occasion d'une coqueluche) la scoliose déjà fort nette. Depuis, gymnase : exercices ordinaires sans redressement, corsets plâtrés et moulés, massage, électrisation, etc., sans discontinuer, et comme résultat l'augmentation incessante de la scoliose.

Le 9 février 1897. — Grande et forte fille qui se tient bien quand elle est habillée ; le corset est à lames métalliques et à béquilles, serrant fortement les hanches et le tronc ; la jeune fille n'a pas la largeur des hanches proportionnée à sa taille ; la poitrine est comme une planche, les seins infantiles, aplatis par le corset.

Épines iliaques au même niveau.

Cubitus valgus très prononcé, extension incomplète des coudes, gibbosité longue et considérable droite postérieure, gauche antérieure, épaule gauche élevée, ligne du cou effacée.

Mobilité très faible ; la jeune fille est toute d'une pièce, très raide. Pourtant la suspension fait diminuer la gibbosité, et la suspension latérale plus encore ; la bosse n'est pas absolument irréductible.

Traitement. — Suspension de Lorenz et autres exercices. Apprend à se suspendre en quelques semaines ; la suspension reste longtemps fort pénible, faite à deux niveaux, sur des côtes moyennes et sur la région scapulaire ; en ce dernier point la souffrance est bien moindre, mais le bras trop faible pour le supporter. Exercices de bras.

Fin mars. Le redressement après la suspension est notable ; l'attitude meilleure en ce sens que la mobilité est plus grande, le cou plus mobile et moins déformé ; la poitrine s'est visiblement développée ; reste sans corset toute la matinée à la campagne et s'exerce régulièrement.

Appareil de Larghiader.

Au bout de quelques mois, la scoliose cervicale est si bien

amendée que la jeune fille a pu mettre une robe légèrement décolletée, découvrant le cou.

Obs. IV (inédite). — *Scoliose lombaire gauche, dorsale droite, deuxième degré (21 ans), gymnastique, massage, hausse-pied. Très grande amélioration après neuf mois de traitement.*

L..., 21 ans. Scoliose lombaire gauche, dorsale droite.

Antécédents héréditaires. — Sa mère a des migraines, une asymétrie faciale, un bras plus long que l'autre.

Antécédents personnels. — A 9 ans, se tient mal, légère déviation du dos.

De 11 à 14 ans, deuxième poussée plus grave, gymnastique, massage, corset pendant deux ans, depuis elle va bien, n'a pas souffert du dos, ni porté le corset.

Depuis quelques mois, douleurs dans le dos ; à la région lombaire gauche, sorte de crampe qui l'empêche de se tenir debout (se trouve presque mal pendant l'examen), reste toujours assise dans des fauteuils, appuyée de travers ; la gymnastique qu'elle a faite la fatiguait « horriblement ». Le massage, le contact même est insupportable.

État actuel, le 2 octobre 1897. — Grande, se tient très raide, très cambrée ; nerveuse, migraineuse, jolie figure asymétrique, pas jeune. Pied gauche plus long et plus mince, bras plus long.

Épine iliaque droite plus élevée de 1 centim. un quart.

Scoliose, deuxième degré, dorsale droite, lombaire gauche ; hanche droite très saillante ; gibbosité lombaire gauche courte, muscles contracturés et douloureux, gibbosité dorsale longue. L'attitude est extrêmement raide, forcée, jamais naturelle. Épaules au même niveau.

Traitement. — Suspension de Sayre, massage et gymnastique. La douleur et la contracture cèdent en quelques jours, la gymnastique ne la fait nullement souffrir.

Fin octobre. Hausse-pied d'un demi-centim. à gauche, dès le premier jour, elle le supporte sans s'en apercevoir ; la gymnastique est mieux faite et procure un certain bien-être.

Décembre. Va relativement bien, quoiqu'elle se plaigne toujours se tient moins raide et se sent plus forte.

Janvier. Grippe, sorties, etc., gymnastique interrompue.

Fin janvier. Très affaiblie, la contracture de la région lombaire gauche a reparu ; quand elle est fatiguée, elle traîne un peu la jambe, paraît-il ; le côté est si endolori qu'elle ne met plus de corset, comme au début du traitement d'ailleurs. Le traitement est repris sérieusement, la contracture cède à la suspension et au massage.

Février. La cambrure a beaucoup diminué, l'attitude est beaucoup plus normale ; le dos, dans le décubitus ventral, paraît presque droit, il y a certainement eu un changement notable depuis le début.

Juillet 1898. La scoliose a encore diminué ; il est fort regrettable qu'il n'y ait pas de photographie du début (on croyait que ce n'était pas la peine, que rien ne changerait plus).

1899-1900. Se maintient droite, malgré un fort mauvais état général et des maladies aiguës (angine, scarlatine, pleurésie).

Obs. V (inédite). — *Scoliose droite. Troisième degré (16 ans). Gymnastique pendant deux ans et demi. Amélioration légère.*

B..., 16 ans (fig. 3). Diagnostic : scoliose droite, troisième degré.

Antécédents personnels. — Très bonne santé, n'a eu aucune affection sérieuse, pas de fièvre éruptive, rien de pulmonaire.

A 4 ans, la mère croit voir une irrégularité du dos. Le médecin trouve que ce n'est rien.

A 6-7 ans, c'était net. A partir de ce moment, soins ininterrompus. Suivant les conseils des différents chirurgiens, d'abord gymnastique, puis massage ; la mère le fait depuis deux ans, une heure un quart tous les jours ; ensuite, suspension, échelle, enfin électrisation. Le mal empire d'une manière continue avec quelques moments d'arrêt ; gymnastique suédoise dans un gymnase, etc. Jamais de corset. Un chirurgien conseille un corset.

État actuel, le 11 juillet 1898. Bien portante, forte, vigoureuse. La jeune fille habillée a une attitude satisfaisante, pas de cyphose. En réalité, elle est tout à fait difforme : énorme bosse dorsale droite, courbure lombaire gauche faible ; membres inférieurs également.

Pas de courbure cervicale, lignes de la nuque assez symétriques, gibbosité thoracique antérieure gauche faible. Les épaules sont larges, le thorax très conforme.

Gymnastique, barre de Lorenz.

1899-1901. Un peu de mieux ; les exercices ont été faits sans interruptions notables ; il n'est pas douteux que le côté gauche ne soit moins creux et la taille mieux dessinée à droite.

Diminution de la bosse dorsale. Corset celluloïde.

Obs. VI (inédite). — *Scoliose au troisième degré (20 ans). Gymnastique. Amélioration.*

D..., 20 ans. Diagnostic : scoliose dorso-lombaire droite principale, troisième degré ; légères courbures cervicale et lombaire.

Gibbosité considérable. Attitude générale assez bonne au point de vue du niveau des épaules, la droite à peine plus haute, mais les courbures de compensation étant faibles, tout le tronc est reporté à droite.

La scoliose, visible depuis 5 ans, n'a jamais été soignée.

Antécédents héréditaires. — Pas de proches parents difformes.

Antécédents personnels. — A marché à 9 mois ; bronchite grave à 4 ans, puis rougeole et coqueluche ; à 13 ans, scarlatine grave avec rechute et rhumatisme scarlatineux.

Depuis, la santé est bonne ; pas de douleur rachidienne, sauf après avoir longtemps cousu, au moment où elle se redresse.

Traitement. — Exercices commencés le 3 décembre 1900 ;

assouplissement très grand au bout de cinq semaines ; la malade s'en va chezelle où elle continue les exercices.

Le 28 février 1901, corset plâtré amovible et continuation des exercices ; amélioration visible.

Obs. VII (inédite). — *Scoliose au troisième degré (21 ans). Gymnastique. Assouplissement après quelques semaines.*

V..., 21 ans (fig. 4). Diagnostic : scoliose au troisième degré lombaire gauche, dorsale droite.

Antécédents personnels. — A été chétive jusqu'à 2 ans ; jouit d'une très bonne santé depuis. La déviation remonte à l'enfance, à l'âge de 9-10 ans. Son début ne répond à aucune maladie. L'attitude d'étude a été des plus mauvaises à cause d'un grand défaut d'éclairage à l'école et plus tard au couvent ; elle y a toujours travaillé suspendue entre le siège et la table, appuyée sur son coude gauche et tordue vers la gauche. C'était si mal commode qu'elle en a gardé mauvais souvenir.

État actuel, le 27 octobre 1900. — Grande et très développée, poitrine large et seins bien formés. Attitude générale bonne ; les courbures se compensent bien ; lombaire gauche et dorsale droite à peu près de même longueur et petite cervicale gauche. La torsion est faible ; pas de gibbosité saillante ; en arrière, elle est latérale. Correction encore possible.

Novembre 1900. Au bout de quelques semaines, l'assouplissement est net. Rentre chez elle, en province et continue la gymnastique ; barre, etc.

Obs. VIII (inédite). — *Scoliose au troisième degré (22 ans). Gymnastique. Amélioration rapide.*

B..., 22 ans (fig. 5).

Antécédents personnels. — Plusieurs affections pleuro-pulmonaires graves. La scoliose date de la seconde enfance ; n'a pas été soignée.

État actuel, octobre 1900. — Scoliose au troisième degré, dorso-lombaire droite très longue, lombaire gauche très courte et faible, dorso-cervicale gauche légère. Déplacement du thorax à droite, gibbosité grave.

Membres inférieurs égaux.

Traitement. — Exercices, barre; au bout d'une semaine, il n'est pas douteux que la colonne se mobilise, que la jeune fille est capable en faisant un effort de garder une meilleure attitude quand on la lui imprime. Photographie faite à ce moment après la suspension à la barre de Lorenz; la différence d'avec la première photographie est bien nette. La jeune fille va dans le midi, y fait ses exercices régulièrement. Dès les premiers jours l'effet se manifeste sur l'état général, les forces se développent rapidement, la respiration profonde (jamais recommandée jusqu'ici) cause un grand bien-être.

Six mois plus tard, l'attitude habituelle (fig. 6) est meilleure que celle que l'on voyait après la suspension au début. En faisant un léger effort, la malade se maintient, ainsi que le montre la fig. 7, presque droite; la fig. 8 montre la malade vue de face.

Obs. IX (inédite). — *Scoliose au troisième degré (33 ans). Poussée aiguë. Gymnastique. Amélioration.*

Mme W..., 33 ans. Diagnostic : scoliose au troisième degré, dorsale droite, lombaire gauche.

Antécédents personnels. — Est tombée à l'âge de 10 ans en faisant la gymnastique; a beaucoup souffert du dos à la suite de cette chute; c'est, paraît-il, à cet accident que se rattache la déviation; soignée de 11 à 16 ans par des corsets, du massage, de l'hydrothérapie. Sa santé générale a toujours été très bonne.

Dans ces derniers temps, entérite. Pas de rhumatismes.

Il y a quelques mois, des douleurs sont survenues, ce qui jusqu'alors n'a jamais eu lieu, dans la partie de l'épine dorsale qui répond au bas de l'omoplate. C'est le maximum de la déviation. Ces vertèbres étaient sensibles à la pression, ne le sont plus actuellement; mais la fatigue provoque encore constamment des souffrances.

État actuel, le 9 décembre 1899. — Double courbure, double gibbosité, pas absolument immobile; un certain redressement par la pression et l'attitude est possible.

Traitement. — Exercices faits régulièrement : extension, flexion latérale, etc. ; pas de barre.

1900. Les douleurs ont disparu en peu de semaines.

Obs. X (inédite). — *Scoliose au troisième degré. A 54 ans, poussée aiguë. Massage, gymnastique douce. Soulagement en peu de temps.*

Mme K..., 54 ans.

Scoliose au troisième degré depuis la seconde enfance, traitée par des corsets, la gymnastique suédoise, le massage, l'électrisation. Rien n'y a fait. D'ailleurs nerveuse, bizarre, mal portante en général.

Depuis peu, la scoliose et la cyphose augmentent beaucoup, et le dos est fatigué et endolori.

État actuel. — Scoliose droite dorsale à forte gibbosité. Cyphose cervico-dorsale notable, poitrine enfoncée, rétrécie latéralement, sans gibbosité antérieure. Porte un corset à bretelles qui augmente la cyphose.

Traitement. — Épaulières convenables, massage, gymnastique très douce, mouvements respiratoires et mouvements des bras dans le décubitus dorsal et dans la station assise.

Au bout de peu de temps, soulagement appréciable, puis la malade est perdue de vue.

Obs. XI (Roth). — *The treatment of lateral curvature of the spine. — Scoliose totale gauche. 18 ans. Gymnastique. Guérison.*

Jeune fille de 18 ans, élève du Conservatoire.

Antécédents héréditaires. — Trois tantes scoliotiques, dont une très difforme. Deux sœurs cyphotiques, sans scoliose.

Antécédents personnels. — Jusqu'à 14 ans, la malade s'est montrée robuste et ne s'est jamais plainte de son dos. A cette époque, elle se mit à se voûter et à souffrir du dos, surtout après de longues courses. Il n'y avait pas de maladie, ni de croissance rapide qui eussent pu rendre compte de la faiblesse du dos. La rachialgie alla en augmentant et, à 15 ans, la malade fut examinée par un chirurgien qui déclara que la colonne vertébrale n'était pas droite. On lui ordonna de garder le décubitus dorsal deux heures par jour. A la fin de l'année, le même chirurgien trouva que le dos était décidément plus mal et ordonna un corset ferré avec ceinture pelvienne et béquillons.

Cet instrument fut porté pendant deux ans et, malgré tout, le dos se déforma davantage et les douleurs augmentèrent encore. Je vis la malade à ce moment. Je la trouvai en mauvais état général et atteinte d'une déviation latérale à convexité totale gauche. L'omoplate droite se trouvait à plus de 2 pouces au-dessous de l'omoplate gauche. Il y avait en même temps de la cyphose cervico-dorsale qui avait pour conséquence l'abaissement de la tête, l'aplatissement de la poitrine et la proéminence anormale de l'abdomen, malgré la maigreur. Il y avait un peu de rotation des vertèbres lombaires à gauche et une légère augmentation de la convexité des côtes gauches comparées aux côtes droites, lorsque la colonne vertébrale était fléchie. Malgré une apparence si difforme, la malade pouvait être placée dans une position à peu près normale ; elle pouvait garder cette position pendant quelques secondes par un grand effort de volonté. Ses pieds et ses genoux étaient normaux. A n'importe quel moment de la journée, si elle restait assise une demi-heure, les douleurs du dos devenaient très vives.

Lorsqu'elle voulait chanter particulièrement bien, elle quittait son corset. Ses vêtements et son corset étaient trop serrés, si bien qu'il ne se produisait aucun mouvement inspiratoire dans la moitié inférieure du thorax. Je lui donnai des conseils au point de vue de l'attitude et lui ordonnai quelques exercices simples dans le but de développer le thorax, entre autres la respiration profonde systématique. Je fis abandonner le corset.

Je revis la patiente neuf mois plus tard. Elle et sa mère trouvaient qu'il y avait une amélioration certaine, quoiques de vives douleurs eussent été éprouvées dans la colonne vertébrale, encore pendant la dernière quinzaine. Les exercices prescrits avaient été faits en moyenne quatre fois par semaine. L'examen du dos me le fit trouver dans le même état qu'au premier examen. Les six photographies (jointes au texte de M. Roth) ont été prises les unes dans la position habituelle, et les autres dans la meilleure position que la malade était capable de garder au moins quelques secondes. Il résulte de l'examen de ces photographies que le redressement volontaire pouvait être presque complet. Je conclus que des exercices quotidiens pratiqués pendant trois mois pourraient certainement arriver à rendre cette meilleure attitude constante et indolore. Le traitement fut donc ainsi institué.

Dix-sept jours après le commencement du traitement, on constata que les douleurs avaient disparu depuis deux jours, ce qui n'était pas arrivé depuis plusieurs années. Le professeur de chant, non instruit de ce qui se passait, observa que la figure était meilleure et la respiration amplifiée. Le vêtement dut être élargi de cinq pouces au niveau de la poitrine.

Six semaines après le commencement du traitement, la malade était restée dix jours sans douleurs.

Trois mois après le début du traitement, l'attitude habituelle était très améliorée.

La cyphose a à peu près disparu. Les épaules étaient à peu près au même niveau.

La meilleure attitude possible était gardée avec facilité. Les muscles épineux s'étaient fortement développés.

Deux ans après, cette jeune personne obtint un engagement dans un théâtre de Londres, auquel elle reste attachée. Cette patiente s'est présentée à la Commission instituée par la *Société clinique* pour l'étude des déviations de la colonne vertébrale, en 1887. A cette époque, la jeune femme déclara que le costumier du théâtre n'avait jamais rien trouvé à reprocher à sa tenue en essayant les costumes. Il fut bien constaté qu'aucune rechute ne s'était produite depuis quatre ans, malgré le travail considérable que la patiente fournissait en jouant dans deux pièces le soir et dans les répétitions.

Obs. XII (prise en 1866 par Barwell). — *The causes and treatment of lateral curvature of the spine). — Scoliose au troisième degré, dorsale droite, lombaire gauche (24 ans). Traitement : siège oblique, décubitus, bandage. Amélioration très grande.*

L..., âgée de 24 ans, atteinte de scoliose, a porté pendant plus de quatre ans un corset orthopédique ordinaire.

Il y a environ cinq ans, elle commença à souffrir du dos, et sa santé générale, antérieurement bonne, s'altéra. Les symptômes allèrent en augmentant ; la menstruation devint irrégulière et cessa complètement; l'appétit diminua; la respiration devint courte et difficile. La malade fut examinée par un médecin de province qui la trouva scoliotique et l'envoya à Londres. L'orthopédiste consulté dit qu'elle devait porter un corset ferré. Elle passa à Londres près d'un an. Son appareil fut rectifié d'abord trois fois, puis deux fois, puis, après, une fois par semaine. Après dix mois de séjour elle ne put rester davantage, ni continuer le traitement. L'appareil fut fortement serré de façon à pouvoir rester plus longtemps sans changement, et la patiente quitta Londres. A ce moment elle souffrait davantage du dos. Sa santé était très altérée et, privée de son appareil, elle se trouvait plus déformée qu'auparavant. Au dire de la malade, elle se trouvait un peu plus grande lorsque l'appareil était fortement vissé ; mais elle avait beaucoup perdu de sa santé et était devenue très maigre, tout de suite fatiguée, à peine capable de marcher et un peu capricieuse. Elle éprouvait aussi de vives douleurs, particulièrement du côté droit. Pendant quelque temps elle continua encore le port de l'appareil à la campagne ; mais, au bout de deux mois, les forces lui manquèrent à tel point qu'elle fut obligée de prendre le lit en abandonnant le corset. Sa santé s'améliora alors et lorsqu'elle fut de nouveau debout, le désir de se redresser lui fit reprendre le corset; mais elle fut forcée de l'abandonner une deuxième fois. Elle vint me consulter six semaines plus tard.

Je la trouvai pâle et faible ; elle ne pouvait rester assise plus de quelques minutes; son appétit était faible et capricieux; la menstruation irrégulière et pauvre. Voici les mensurations de la courbure spinale :

Un fil tendu entre la 7e cervicale et le milieu du sacrum passait exactement sur la 9e épine dorsale. L'épine de la 2e lombaire se trouvait à 1 1/8 de pouce à droite, tandis que la 5e dorsale était à 6/8 de pouce à gauche. Dans le décubitus la courbure diminuait.

Dans ce cas il était nécessaire d'être très prudent dans l'application d'un traitement. Je prescrivis d'abord le siège oblique ayant une inclinaison d'un pouce et demi sur 15, employé dix minutes 2 fois par jour. La malade gardait le décubitus dorsal tout de suite après. Elle prenait du fer à l'intérieur.

Le 18 mai, elle est mieux; le dos n'est guère changé, mais la résistance, la saillie des parties à droite de la colonne est moindre. Un bandage a été confectionné et appliqué avec une faible tension. L'emploi du siège incliné est continué.

Le 12 juin, la santé est beaucoup améliorée et la patiente a beaucoup engraissé. Le dos est aussi beaucoup mieux. L'amélioration se manifeste surtout en ce que la rotation a diminué et qu'il y a une plus grande égalité de résistance de chaque côté de la colonne vertébrale.

Le 20 juillet, on constate l'amélioration graduelle de la santé générale et de la forme du dos. L'inclinaison du siège a été accrue; la tension du bandage a été également augmentée 2 ou 3 fois.

La déviation a été, ce jour-là, soigneusement mesurée; la colonne lombaire est à 6/8 de pouce à droite, et la 5e dorsale se trouve à 1/4 de pouce à gauche. Nous avons donc gagné 3/8 de pouce pour la courbure lombaire, qui est la courbure primitive, et 4/8 pour la courbure dorsale qui est secondaire. Ceci est assez communément le cas; la courbure secondaire cède plus vite et davantage.

Le 28 août, l'amélioration a été encore plus rapide. La santé générale est actuellement très bonne ; la menstruation est régulière ; les couleurs, l'embonpoint suffisants ; l'appétit bon. Voici les mensurations : la ligne droite se trouve à 1/4 de pouce du bord gauche de la 2e lombaire, et elle touche le bord droit de la 5e dorsale.

Le 2 octobre, la patiente peut être considérée comme guérie. La ligne droite touche toutes les vertèbres, et les côtés du thorax sont pareils de forme et de résistance.

OBS. XIII. — *Scoliose de l'enfance, troisième degré. Nouvelle poussée à 25 ans. Gymnastique. Arrêt de la maladie. Bon état général.*

T..., 25 ans.

Antécédents héréditaires. — La tuberculose existe dans la famille des deux parents. La scoliose plus ou moins grave a atteint la grand'mère paternelle, le père, ainsi que deux de ses frères et sœurs, et, dans la troisième génération, T... et une de ses sœurs.

Antécédents personnels. — Enfant chétive et maladive, coqueluche à 2 ans, croup à 4 ans. A 9 ans, maladie aiguë avec convulsions et complications pulmonaires et cardiaques, laissant à sa suite de la dyspnée après la course. A 10 ans, rougeole, scarlatine.

A 10 ans et demi, T... entre dans un internat où l'existence d'une scoliose est établie, mais cette constatation n'aboutit à aucun traitement. La santé générale reste très mauvaise durant les années suivantes et les soins reçus sont fort insuffisants. A 14 ans et demi la difformité vertébrale est assez grande pour attirer l'attention du père. On constate de la scoliose et de l'inégalité des membres inférieurs de 1 centim. ; on fait alors porter un hausse-pied de 1 centim. et faire de la gymnastique trois fois par semaine.

T... continue ainsi jusqu'à 17 ans et demi, puis la gymnastique est abandonnée ainsi que le hausse-pied. La santé générale s'était améliorée, la scoliose s'était arrêtée dans ses progrès et les choses allèrent tant bien que mal jusqu'à 24 ans. A cette époque la santé s'altère, il survient des douleurs dans la région de l'omoplate droite, de l'extrême faiblesse du dos.

Traitement. — Du fer à l'intérieur, des douches froides, du massage du dos, décubitus dorsal durant quatorze heures sur vingt-quatre; le reste du temps, port d'un corset orthopédique. Ce traitement amène la disparition des douleurs et une légère amélioration de l'état général, mais le dos continue à se fatiguer au moindre effort. Au bout d'un an de cet état, au cours duquel le moral était fort affecté, Mme Nageotte-Wilbouchewitch conseille le traitement par la gymnastique : mouvements dans le décubitus (dorsal et ventral), dans la station assise, barre de Lorenz. La suspension à la barre a paru douloureuse, impossible même les deux premières fois : elle causait une sensation de déchirement au niveau de l'omoplate. Cet exercice resta douloureux et difficile au moins pendant deux mois, et c'est avec une sorte d'effroi que T... s'y décidait chaque fois. La gymnastique, d'une façon générale, la fatiguait beaucoup pendant les premiers mois. Néanmoins, le relèvement de l'état général et local ne tarda pas à se manifester et le redressement à la barre ne fut plus trop désagréable, après cet exercice l'attitude debout était meilleure et la respiration plus ample et plus facile. Bientôt l'effet fut si favorable que durant les quatre à cinq années qui suivirent, la gymnastique fut faite aussi régulièrement que le permettaient les études médicales, en moyenne trois fois par semaine durant une heure, à certaines périodes rares tous les jours. Le port d'un corset orthopédique et le décubitus dorsal, une ou deux fois par jour pendant dix à quinze minutes, ont toujours été continués depuis cinq ans. Lorsque T... délaisse la gymnastique, elle s'en ressent au bout de cinq à sept jours : il survient de la fatigue du dos, de la faiblesse musculaire, une augmentation sensible de la dyspnée habituelle; si l'interruption est plus longue (quinze jours, trois semaines), l'entourage remarque que T... a une attitude toute voûtée. La gymnastique fatigue un peu, mais la fatigue est dissipée par dix à quinze minutes de décubitus dorsal. Les meilleurs résultats sont obtenus par la combinaison de la barre et des exercices asymétriques, avec un grand nombre de mouvements généraux.

CONCLUSIONS

I. — A l'âge de 18-25 ans, le rachis et les côtes jouissent encore d'une malléabilité assez grande, qui peut être augmentée par différents exercices et par le massage.

II. — La lésion scoliotique peut être améliorée à cet âge dans beaucoup de cas.

III. — Si la lésion est irréparable par le fait de l'âge ou du degré avancé de l'affection, le traitement essentiellement constitué par la gymnastique produit l'arrêt de l'évolution morbide, la disparition des phénomènes subjectifs (douleur, faiblesse musculaire), l'amélioration du maintien du tronc et le relèvement de l'état général.

IV. — Quelquefois la scoliose de l'adulte est, comme cela se voit chez l'enfant, surtout une scoliose d'attitude, et, dans ces cas, le traitement fait merveille.

V. — Tout scoliotique adulte devrait introduire la gymnastique dans son régime ordinaire.

BIBLIOGRAPHIE

Barwell (Richard.) — *The causes and treatment of lateral curvature of the spine.* London, Macmillan and C°, 1889.

Bouvier et Boulard. — *Dictionnaire encyclopédique des sciences médicales,* 3ᵉ série, t. I, art. « Rachis » (déviations), p. 521.

Kirmisson. — *Traité de chirurgie de* Duplay et Reclus, art. « Déviations de la colonne vertébrale », t. III.

Kumlien. — *La gymnastique suédoise,* Paris, Flammarion, 1901.

Lagrange. — *La médication par l'exercice.* Paris, Alcan, 1894.

M. Lorenz. — « *Pathologie und Therapie der seitlichen Bückgrat Verkrümmumgen* ». Wien, H. Holder, 1886.

Nageotte-Wilbouchewitch. — *Traitement de la scoliose et de la cyphose par la gymnastique.* Carré et Naud, 1901 (en préparation).

Redard. — *Traité pratique des déviations vertébrales.* Paris, 1901.

Roth (Bernard). — *The treatment of lateral curvature of the spine.* London, Lewis, 1889.

Schreber. — *Gymnastique de chambre.* Paris, Masson, 1883.

Wide. — *Traité de gymnastique suédoise médicale.* Paris, Alcan, 1898.

IMPRIMERIE A.-G. LEMALE, HAVRE

Mlle Taranikoff. Planche I.

FIG. 1.

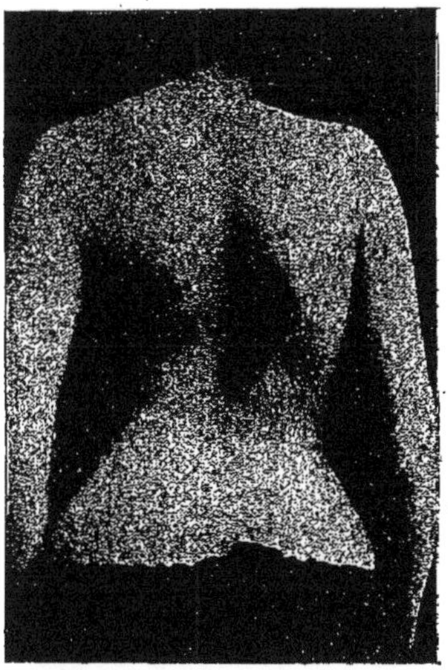

FIG. 2.

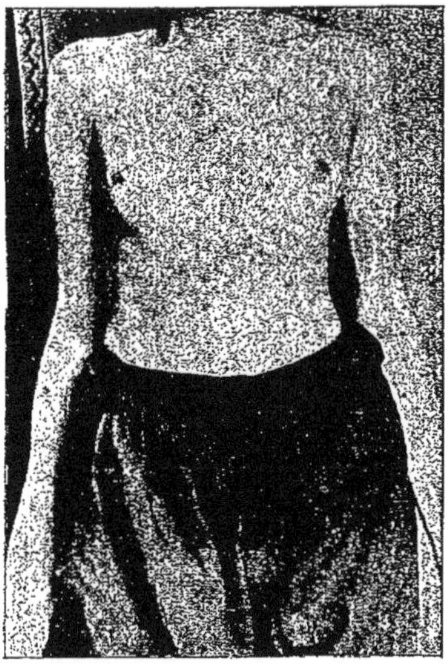

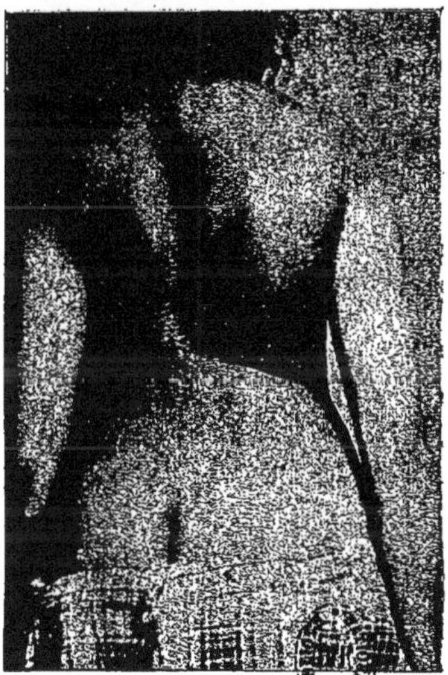

FIG. 3.

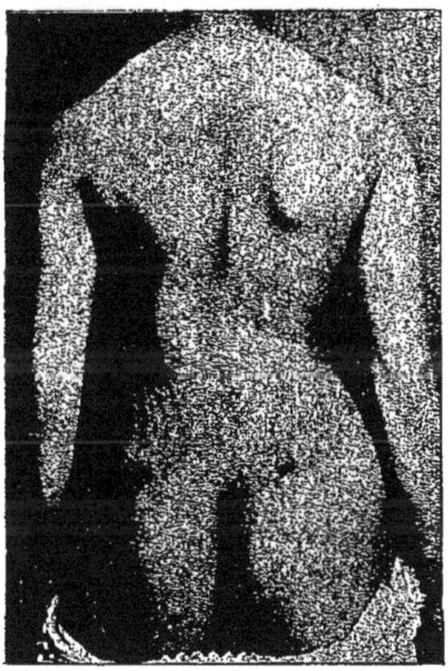

FIG. 4.

Les fig. 1 et 2 se rapportent à l'observation III et montrent l'effet du corset plâtré lorsque son port n'est pas compensé par la gymnastique appropriée. La fig. 3 illustre l'observation V, notre cas le plus grave ; la fig. 4, l'observation VII.

G. STEINHEIL, éditeur.

Mlle Taranikoff. Planche II.

Fig. 5.

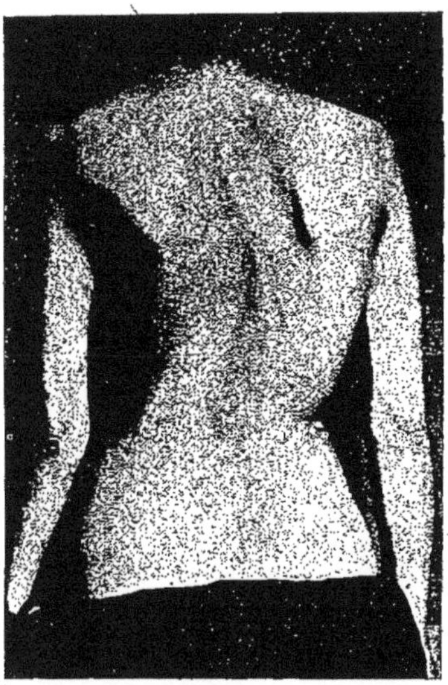

Fig. 6.

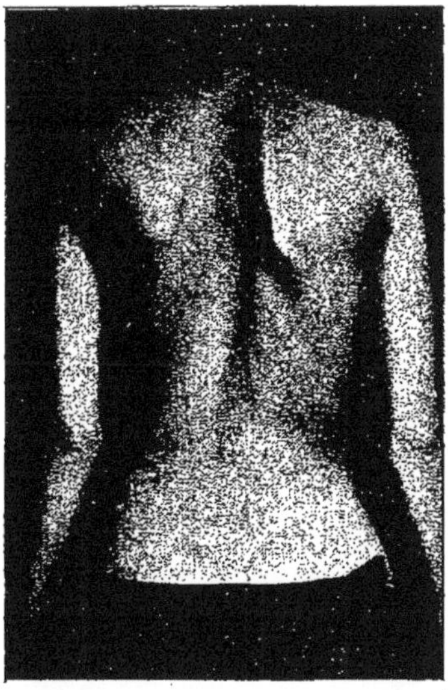

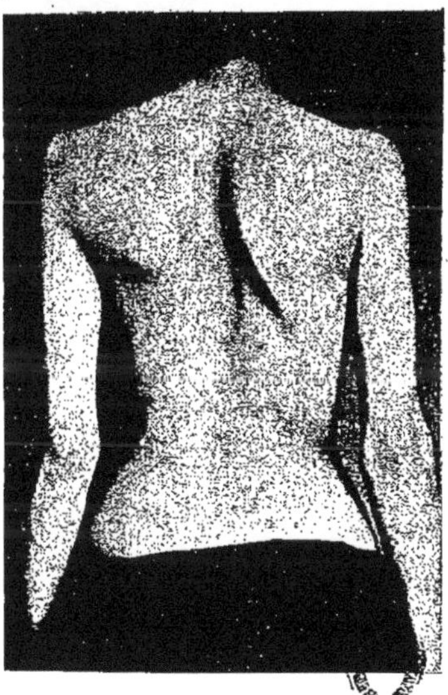

Fig. 7.

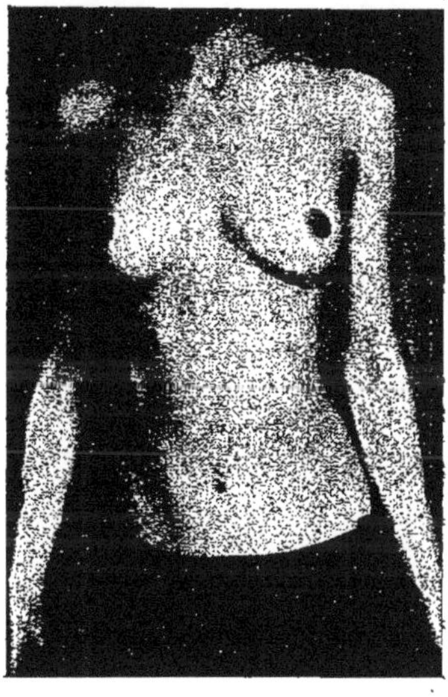

Fig. 8.

La fig. 5 présente la patiente de l'observation VIII avant le traitement, et les fig. 6, 7 et 8 nous la montrent après six mois de gymnastique.

G. STEINHEIL, éditeur.

www.ingramcontent.com/pod-product-compliance
Ingram Content Group UK Ltd.
Pitfield, Milton Keynes, MK11 3LW, UK
UKHW032001260826
14628UKWH00005B/2212

9 782019 649753